AF339526

ACCIDENTS DE LA TRANSFUSION

ET MOYENS DE LES ÉVITER

PAR LES MÉDECINS-MAJORS

Émile **JEANBRAU**, et Georges **GIRAUD**,

AGRÉGÉ, ANCIEN CHIRUGIEN CHEF   DOCTEUR ÈS SCIENCES, CHEF DE LABORATOIRE

DE L'AMBULANCE AUTOMOBILE CHIRURGICALE N° 13

EXTRAIT DU *Journal médical français* DE MAI 1919 (N° 5)

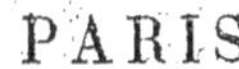

PARIS

A. POINAT, ÉDITEUR

PUBLICATIONS MÉDICALES ET SCIENTIFIQUES

21, Rue Cassette

1919

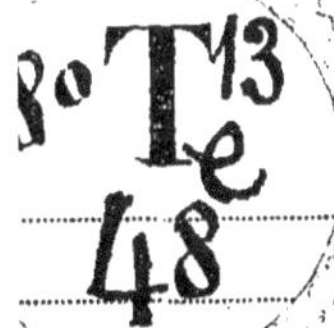

ACCIDENTS DE LA TRANSFUSION
ET MOYENS DE LES ÉVITER

PAR LES MÉDECINS-MAJORS

Émile JEANBRAU,   et   Georges GIRAUD,
ancien chirurgien chef   Docteur ès sciences, chef de laboratoire
de l'Ambulance Automobile chirurgicale n° 13.

Les accidents dus à la transfusion peuvent
être soit immédiats, soit tardifs, et dans le pre-
mier cas légers ou graves. On peut donc les
diviser en :

A) Accidents immédiats légers.
B) Accidents immédiats graves.
C) Accidents tardifs.

Cette division est d'autant plus naturelle
que chacun de ces groupes paraît relever d'une
pathogénie différente et justifie par conséquent un traitement différent.

A) ACCIDENTS IMMÉDIATS LÉGERS. — Ils sont
assez fréquents mais sans gravité.

Ce sont plutôt des troubles passagers,
« monnaie courante de la transfusion » qu'il
faut connaître surtout pour ne pas s'alarmer à
tort.

Frissons. — Ils apparaissent au cours même de la
transfusion et se terminent le plus souvent avant la
fin de l'opération, au plus tard dans les heures qui
suivent. Ils sont généralement suivis d'une réaction
inverse de sensation de chaleur et d'une crise sudo-
rale légère.

Dyspnée et point de côté. — Extrêmement fréquents,
peu de blessés y échappent. C'est une sensation
d'angoisse pouvant revêtir des degrés très différents
depuis la simple gêne respiratoire jusqu'à la dyspnée angoissante avec point de côté très douloureux.

Quels que soient leurs degrés, ces troubles ne durent habituellement que quelques minutes et sont remplacés par une sensation d'euphorie respiratoire manifeste.

Ivresse sanguine. — On peut appeler de ce nom le coup de fouet donné aux fonctions psychiques par la transfusion, se traduisant, dans quelques cas exceptionnels, par de l'excitation idéo-motrice et du verbiage. Elle ne dure également que très peu de temps.

Céphalée. — Parfois légère, parfois plus marquée, avec constriction des tempes ou céphalée en casque. Elle est sans aucune gravité et disparaît après quelques heures de repos et de calme.

Cyanose. — Caractérisée par une vaso-dilatation exagérée de la face et du tronc, pouvant aller depuis la simple *rougeur* jusqu'aux *placards ortiés* et à *l'œdème de la face* et des paupières. Ce ne sont que l'exagération du phénomène normal de la recoloration des téguments et des muqueuses sous l'action du sang nouveau. L'œdème primitif, bénin et de courte durée, sans albuminurie concomitante, ne doit pas être confondu avec l'œdème tardif (voir plus loin). Il consiste généralement en une légère bouffissure du bord libre des paupières et indique une stase séreuse passagère.

Troubles subjectifs. — Douleurs de la nuque ou des lombes, coliques, nausées, phénomènes passagers ne durant que quelques minutes et remplacés bientôt par une sensation de bien-être que le patient accuse de lui-même.

Ces accidents immédiats légers que nous venons de décrire brièvement peuvent être facilement expliqués par les réactions vaso-motrices intenses que provoque la pénétration mécanique du sang transfusé.

Chez un anémié par hémorragie, l'organisme, pour obvier à la diminution du volume du sang, tend à restreindre la circulation périphérique — fonctionnellement accessoire — au profit de la circulation splanchnique indispensable au bon fonctionnement de la vie végétative. Cette répartition se fait, on le sait, par le jeu des vaso-moteurs : c'est le « balancement circulatoire » de Dastre et Morat.

Or, l'irruption brusque du sang transfusé chez un anémié va modifier en sens inverse le nouvel état d'équilibre qui s'était installé après l'hémorragie, et les accidents légers énumérés ci-dessus ne font que révéler la congestion transitoire des organes profonds (centres nerveux, bulbaires, psychiques, thermo-régulateurs, capillaires, pulmonaires, etc ..) Ils sont dus en somme, à un « effet de surprise » du système vaso-moteur, et leur caractère passager montre que celui-ci ne tarde pas à « se reprendre » et à réagir après un court délai, variable du reste, suivant les individus.

Cette pathogénie explique l'indication de faire l'injection sanguine le plus lentement possible pour permettre au système vaso-moteur de s'adapter sans surprise au nouveau régime circulatoire. Etant donné leur caractère transitoire et bénin, ces accidents ne nécessitent, une fois déclanchés, aucune thérapeutique active.

B) Accidents immédiats graves. — Ils sont réellement très graves, pouvant provoquer la mort sur table en quelques secondes. Ils seraient donc de nature à faire rejeter la pratique de la transfusion, s'ils n'étaient heureusement très rares, *même avec des donneurs pris au hasard.* L'examen préalable des donneurs permet actuellement d'éviter ces accidents d'une façon à peu près complète.

Dans les formes extrêmement graves, on voit, après la pénétration de 100 à 200 cc. de sang, le patient présenter quelques spasmes respiratoires rapides, puis un arrêt brusque de la respiration et mourir en quelques secondes avec apnée et mydriase prononcée.

Dans les formes moins dramatiques, mais encore très graves puisque la mort peut s'ensuivre après un délai de quelques heures, le choc paraît moins brutal. La dyspnée légère que présentent d'ordinaire la plupart des transfusés est ici très intense et coupée de périodes d'apnée, de hoquets respiratoires, avec collapsus cardiaque et coma.

Nous répétons encore que depuis que l'on pratique systématiquement l'examen préalable des donneurs, ces accidents sont tout à fait exceptionnels. De plus, il faut bien remarquer qu'ils ont été observés surtout au cours de transfusions thérapeutiques pratiquées dans les cas d'anémie pernicieuse cryptogénétique ou d'origine hépatique et de cachexie cancéreuse. La pratique de la transfusion chez les blessés de guerre, organismes vigoureux, sans tares humorales, a montré que ces risques sont à peu près nuls.

Quel est le mécanisme de ces accidents ?

Nous touchons ici à une question fort complexe et qui n'a pas été complètement élucidée.

L'observation des mélanges de sang provenant d'individus différents a montré qu'*in vitro*, il pouvait y avoir destruction réciproque des éléments figurés, se traduisant soit par la formation de petits amas d'hématies (agglutination) soit par la libération d'une plus ou moins grande quantité d'hémoglobine (hémolyse).

On a donc mis sur le compte de l'agglutination et de l'hémolyse, les accidents brusques de la transfusion, la première pouvant provoquer des embolies capillaires dans les centres nerveux, la seconde révélant une hématolyse intense et rapide. La finesse et la dissémination des lésions, rendent vains les essais de vérifications par l'autopsie qui ne donne, du reste, que des résultats négatifs.

Il semble bien que cette opinion ne soit pas rigoureusement fondée, car, sans entrer dans des détails précis sur cette question si complexe de l'hémolyse, on peut donner des arguments qui tendent à l'infirmer. On observe en effet des amas d'hématies agglutinées au cours des numérations globulaires faites chez les transfusés qui n'ont présenté aucun accident, et d'autre part l'hémolyse, avec hémoglobinurie intense, s'observe couramment dans l'hémoglobinurie paroxystique essentielle, *a frigore*, sans que les crises soient fatalement mortelles. On peut penser plutôt que la véritable cause de ces accidents doit être recherchée dans l'intoxication suraigüe, par les albumines étrangères que constituent les stromas globulaires altérés, agissant comme de véritables toxiques. Cette opinion est d'autant plus soutenable que l'extrait d'hématies, obtenu par précipitation par l'acide phospho-tungstique, est extrêmement toxique (Studzinski) et qu'il renferme une substance active analogue à celle que Popielski a isolée de la peptone de Witte et qu'il a appelée vaso-dilatine pour caractériser ses effets toxiques (mort en quelques secondes avec dilatation aiguë du cœur).

L'hémolyse et l'agglutination ne seraient donc pas, d'après cette opinion, la cause directe des accidents graves de la transfusion. Elles ne seraient que des faits contingents qui révèleraient le fait initial plus grave de l'incompatibilité humorale des sangs et de la mise en liberté de substances extrêmement toxiques par destruction subite des hématies transfusées.

« Observer l'hémolyse, c'est, suivant la forte expression de Nolf, assister à l'agonie cellulaire ». Injecter des hématies agonisantes, c'est d'abord vouer à un échec certain la greffe sanguine que se propose la transfusion, c'est ensuite courir au devant d'accidents graves par la résorption des cadavres cellulaires.

Le traitement des accidents immédiats graves de la transfusion est le plus souvent illusoire. La rapidité des accidents et l'absence de signes prémonitoires rendent généralement inefficaces les mesures thérapeutiques les plus actives (respiration artificielle, injection stimulante, massage du cœur). Elles doivent cependant être employées à tout hasard d'une façon très énergique ainsi que, bien entendu, la suspension immédiate de l'opération, mais lorsqu'elles paraissent agir, il faut savoir que l'atténuation ou la disparition momentanée des symptômes aigus ne prouve pas que tout danger soit définitivement écarté.

Pour les prévenir, le mieux est de pratiquer un examen préalable du donneur. S'il est absolument impraticable (manque de matériel ou caractère d'extrême urgence de l'opération) on pourrait songer à employer la méthode des injections préparantes (skeptophylaxie) consistant à faire précéder la transfusion proprement dite, de petites transfusions de 5 à 10 cc. de sang citraté, pratiquées une demi-heure ou une heure avant. On peut espérer ainsi diminuer la sensibilité du patient à l'égard du choc toxique et le mettre dans une certaine mesure à l'abri des accidents graves.

A côté des accidents dus à l'hémolyse, il y a lieu de placer les *accidents anaphylactiques;* ceux-ci sont susceptibles de survenir lorsqu'on transfuse, à un sujet ayant reçu quelque temps avant du sérum antitétanique, du sang d'un blessé qui vient d'être injecté.

Nous attribuons au choc anaphylactique la mort d'un de nos patients, atteint de septicémie, ayant subi quinze jours avant sa première injection de sérum et qui était par conséquent en état d'anaphylaxie (Ch. Richet). Le 29 mai 1917, on lui fit à l'auto-chir. 13 une transfusion avec le sang d'un petit blessé qui venait de subir une injection. Le récepteur succomba immédiatement avec des phénomènes bulbaires:

après dilatations pupillaires, relachement des sphincters, arrêt du cœur (1).

Dans le but d'éviter de pareils accidents, nous avons pratiqué pendant quelque temps une sorte de petite transfusion anti-anaphylactique selon le principe de Besredka. Nous prélevions avec une seringue citratée un centimètre cube de sang dans une veine du donneur que nous injections dans une veine du récepteur. Une demi-heure après, nous pratiquions la transfusion. Nous avons rapidement abandonné cette pratique, qui est devenue inutile à partir du moment où nous n'avons pris comme donneurs que des contusionnés, des sujets atteints d'entorse, n'ayant pas reçu de sérum antitétanique.

C) ACCIDENTS TARDIFS. — Ce sont presque uniquement des troubles de l'élimination rénale et qu'on ne saurait mieux comparer qu'au syndrome de l'albuminurie gravidique : *albuminurie*, avec *oligurie*, ou *anurie*, œdèmes de la face ou des membres inférieurs, *douleurs articulaires* ou *musculaires*. A cet ensemble de symptômes vient s'ajouter l'*hémoglobinurie* légère ou intense, témoin de la destruction d'une plus ou moins grande quantité de globules rouges, et de la débâcle albuminurique qui la suit.

Ces accidents sont du reste sans gravité et disparaissent au bout de 5 à 6 jours, lorsque l'élimination des hématies détruites est terminée. Ils justifient, dans les cas marqués, l'emploi thérapeutique d'un régime hypo-azoté transitoire.

Nous ne dirons qu'un mot de l'inoculation possible de certaines maladies : syphilis, malaria, etc.

Pour la syphilis, le plus simple est de choisir des donneurs pour lesquels un Wassermann préalable s'est montré négatif.

Quant à la malaria, son inoculation est à peu près fatale si l'on prend du sang de nègres de l'Afrique Occidentale. Nous avons eu l'occasion d'en donner un exemple très net. Une nuit du mois d'août 1917, après avoir pratiqué une néphrectomie pour éclatement du rein, nous eûmes recours à la transfusion pour le blessé qui avait perdu une énorme quantité de sang et était sur le point de succomber. Pressé par l'urgence, nous prîmes du sang au seul patient

---

(1) JEANBRAU. Un procédé simple de transfusion du sang : la transfusion de sang citraté. *Bull. et mémoires de la Soc. de chirurgie*, 11 juillet 1917, p. 1.580.

couché dans la salle de préparation de l'ambulance
et qui était un tirailleur sénégalais. Le transfusé se
remonta aussitôt, put faire les frais de la guérison,
mais présenta douze jours après la transfusion des
accès de fièvre ayant les caractères d'accès de paludisme à forme tierce qui cédèrent à la quinine (1).

Choix des donneurs.

Pour éviter autant que possible les accidents
graves de la transfusion, dus à l'incompatibilité des sangs, on utilisait naguère une méthode naturelle et simple qui consistait à mettre
en présence dans des tubes différents, d'une
part le sérum du récepteur et une goutte de
sang du donneur, d'autre part le sérum du
donneur et une goutte de sang du récepteur.
Pour que le donneur soit accepté, il fallait que
dans aucun des tubes, il n'y ait ni hémolyse ni
agglutination. Telle était la méthode classique
dite d'Epstein-Ottenberg dont voici la technique.

RECHERCHE DE L'ISOAGGLUTINATION PAR LA MÉTHODE
D'EPSTEIN OTTENBERG (2). — Recueillir dans deux
tubes à centrifuger contenant 10 cc. d'une solution
stérilisée à 0,6 p. 100 de NaCl et à 1 p. 100 de
citrate trisodique, un centimètre cube (X gouttes) de
sang du receveur et autant de celui du donneur.
Puis recueillir une même quantité des deux sangs
dans deux autres tubes pareils, mais vides.

Les 4 tubes sont soumis à la centrifugation aussitôt que l'on voit que le sérum dans les tubes contenant du sang pur commence à se séparer du coagulum.

Dans les deux derniers tubes, le caillot occupe la
partie inférieure et le sérum qui est au-dessus est
décanté à l'aide d'une pipette de Pasteur stérilisée.

Dans les deux premiers tubes, où le sang est
dilué dans une masse importante de solution anticoagulante, les globules forment un culot surmonté
d'une partie absolument liquide contenant le sérum;
elle est décantée avec une pipette et remplacée par
un égal volume de solution de NaCl à 0,9 p. 100.
Nouvelle centrifugation suivie d'une nouvelle décantation.

Finalement les globules sont émulsionnés dans

____

(1) Observation III du mémoire de Murard. La transfusion du sang veineux citraté par le procédé de Jeanbrau.
Lyon Chirurgical, janvier-février 1918.

(2) GUILLOT, DEHELLY et MOREL. *La transfusion du sang*, 1917, page 149.

quatre fois leur volume de solution salée isotonique.

On procède alors à l'examen proprement dit.

Dans une première pipette, on aspire une petite quantité de la suspension des globules du receveur et trois fois autant du sérum du donneur. On scelle la partie effilée de la pipette à la flamme. Avec une seconde pipette, on prélève de même une partie des globules du donneur et trois parties du sérum du receveur.

On obture le gros bout des pipettes avec une tétine de compte-gouttes, et on met à l'étuve à 37° ; au bout de 30 minutes on vérifie s'il ne s'est pas produit d'agglutination dans les deux tubes, ce qui est facilement reconnaissable à l'homogénéité de la suspension globulaire. Au bout de trois heures on peut voir si l'hémolyse se produit.

Wallich et Levaditi ont mis en œuvre une technique plus simple que voici (1).

RECHERCHE DE L'ISOAGGLUTINATION PAR LA TECHNIQUE DE WALLICH ET LEVADITI. — Cette technique ne demande guère qu'une demi-heure. Le matériel nécessaire se trouve facilement et peut être transporté en ville sans difficulté.

Il suffit de prendre chez les deux sujets 2 cc. de sang, le défibriner en l'agitant dans un tube avec deux ou trois perles.

On centrifuge, on décante le sérum. On lave ensuite les globules avec de l'eau physiologique, puis on centrifuge à nouveau. Il faut alors décanter et suspendre les globules dans quelques gouttes d'eau physiologique, ce qui constitue l'émulsion globulaire. Dans un petit tube on verse un demi-centimètre cube de sérum et on y ajoute une goutte de l'émulsion globulaire de l'autre sujet. On agite et, en cas d'agglutination, les globules se prennent en gros paquets qui tombent au fond du tube. Si l'agglutination ne se produit pas, le liquide reste trouble d'une façon égale.

On peut employer indifféremment l'une ou l'autre technique car elles donnent toute sécurité. Elles constituent en effet une « répétition » *in vitro* de ce qui va se passer au cours de la transfusion. Toutefois, la nécessité d'un délai pour obtenir la séparation du sérum, rend cet examen assez long et risque de retar-

____

(1) *Bulletin de l'Académie de médecine*, tome LXXI, 28 avril 1914, p. 631.

der, au détriment du blessé, l'opération le plus souvent urgente de la transfusion.

Pour obvier à cet inconvénient, il existe actuellement, grâce aux travaux américains de Moss, de Lee, de Beth Vincent, une méthode extrêmement rapide qui fournit le moyen, non seulement de faire en quelques secondes l'examen du donneur et du récepteur, mais encore de faire un triage parmi les individus susceptibles d'être choisis comme donneurs et de les grouper par catégories établies à l'avance. Cette méthode, qui permet, après examen du sang du récepteur, de recourir immédiatement au donneur qui convient, est basée sur des considérations générales importantes qu'il est tout d'abord nécessaire d'exposer brièvement.

A) GROUPES SANGUINS. — D'après des examens portant sur un très grand nombre de sujets et sur le pouvoir agglutinant de leur sang, on peut répartir *tous les individus de l'espèce humaine* en IV groupes sanguins. Ces groupes possèdent les réactions agglutinantes suivantes :

Groupe I	Leur sérum n'agglutine aucun globule rouge humain. Leurs G. R. sont agglutinés par les sérums des groupes II, III, IV.
Groupe II	Leur sérum agglutine les G. R. des groupes I et III. Leurs G. R. sont agglutinés par les sérums des groupes III et IV.
Groupe III	Leur sérum agglutine les G. R. des groupes I et II. Leurs G. R. sont agglutinés par les sérums des groupes II et IV.
Groupe IV	Leur sérum agglutine les G. R. des groupes I. II, III. Leurs G. R. ne sont agglutinés par aucun sérum.

La répartition des individus, dans chacun de ces groupes, est la suivante :

Individus appartenant au groupe I............	5 %
— — — groupe II........	40 %
— — — groupe III........	10 %
— — — groupe IV........	45 %

Or, la pratique de la transfusion a montré que *seule est redoutable l'agglutination ou l'hémolyse des globules rouges injectés*, parce qu'elles mettent en liberté des albumines hétérogènes nocives pour le récepteur.

L'action inverse possible du sérum du donneur sur les hématies du récepteur est pratiquement négligeable, en raison de la dilution que subit le sang transfusé, en pénétrant dans le torrent circulatoire du récepteur, dilution qui affaiblit évidemment l'effet du pouvoir agglutinant de son sérum (1).

Ce fait d'expérience donne une plus grande latitude dans le choix du donneur, puisqu'il permet d'utiliser certains individus appartenant à un autre groupe que celui du patient, et qui seraient à écarter si l'on s'en tenait au tableau ci-dessus. Il permet d'utiliser en particulier, tons les donneurs du groupe IV qui comprend 45 p. 100 de l'espèce humaine.

B) DÉTERMINATION DU GROUPE D'UN INDIVIDU. — Soit à examiner le sang d'un individu dont on veut déterminer le groupe sanguin. Mettons successivement une goutte de sang en contact avec les sérums des IV groupes, nous obtiendrons suivant les cas, d'après les réactions d'agglutination, une sorte de formule qui suffira à caractériser le sang examiné. Voici le tableau complet des agglutinations possibles :

	SÉRUM DU GROUPE I	SÉRUM DU GROUPE II	SÉRUM DU GROUPE III	SÉRUM DU GROUPE IV
Sang du groupe I...	O	+	+	+
Sang du groupe II..	O	O	+	+
Sang du groupe III..	O	+	O	+
Sang du groupe IV .	O	O	O	O

(Le signe + indique qu'il y a agglutination.)

----

(1) C'est plus exactement « plasma » qu'il faudra dire, au lieu de « sérum » car il s'agit de sang total redu incoagulable par le citrate de soude. Des expériences sont en cours pour la comparaison du « sérum » et du « plasma citraté » à ce point de vue particulier.

Donc, pour reconnaître le groupe d'un individu, il faudrait logiquement établir sa *formule d'agglutination* à l'égard des sérums de tous les groupes. Mais on remarquera que l'on peut se contenter de rechercher ces réactions, à l'égard seulement des sérums II et III. En effet, en ne tenant compte que des colonnes que nous avons encadrées dans le tableau ci-dessus, on voit que :

Les globules rouges du groupe I sont agglutinés par les sérums II et III ; les globules rouges du groupes II ne sont agglutinés que par le sérum III ; les globules rouges du groupe III ne sont agglutinés que par le sérum II ; les globules rouges du groupe IV ne sont agglutinés par aucun.

Il est donc possible, d'après ce dernier tableau, de caractériser le groupe auquel appartient un individu en éprouvant son sang par les seuls sérums des groupes II et III.

Voici comment s'effectue, d'une façon pratique, la recherche de cette réaction :

Technique pratique de l'examen par la méthode de Beth Vincent.

1° Il faut, bien entendu, avoir à sa disposition, pour les premiers examens, du sérum II et du sérum III. Pour les examens, ultérieurs, il est facile à chaque opérateur de se constituer une petite réserve de ces sérums ; il n'y a qu'à prélever 20 cc. de sang à un individu déjà reconnu comme appartenant au groupe désiré, à décanter le sérum après coagulation et à l'additionner de :

Citrate de soude........... 1 gr. 50
Quinosol à 10 %........... I goutte.

Le quinosol est destiné à la conservation.

Le citrate de soude a pour but d'empêcher le sang de se coaguler au cours des examens. — La durée de conservation est d'un an et plus.

Epreuve de Beth Vincent :
Recherche extemporanée de l'agglutination par simple
examen à l'œil nu.

SÉRUM II   SÉRUM III

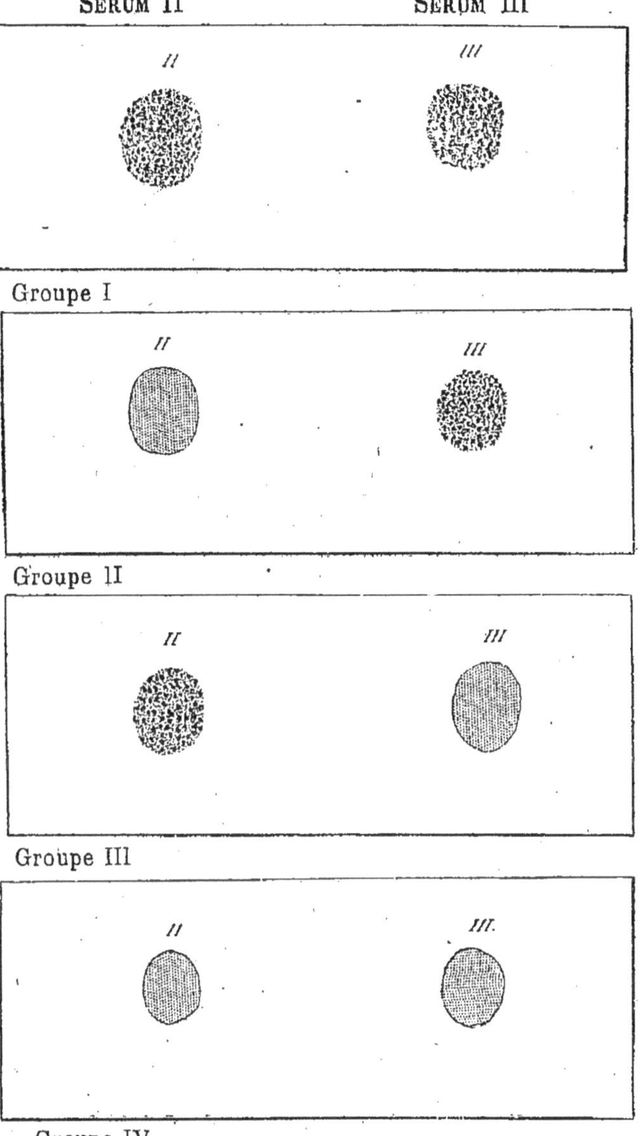

Epreuve de Beth Vincent. — Sur chaque porte-objet, on
a versé une goutte de sérum du groupe II à gauche, une
goutte de sérum du groupe III à droite. On a ajouté du
sang de divers individus et on constate que sur la première plaque l'agglutination s'est faite des deux côtés :
le sang était donc du groupe I. Pour la suite, revoir le
tableau de Moss (figure empruntée à Beth Vincent).

2° Sur une lame porte-objet, on dépose à gauche une goutte de sérum II et à droite une goutte de sérum III. (Inscrire le chiffre correspondant pour éviter toute erreur.)

3° Par piqûre du doigt on fait soudre une goutte de sang de l'individu à classer.

4° Avec une pointe mousse quelconque petit agitateur en verre fait d'un tube capillaire fermé) on porte une gouttelette de ce sang dans la goutte de sérum II et on mélange en remuant avec l'agitateur.

Faire de même pour le sérum III *en changeant d'agitateur.*

5° Observer, en relevant la lame de temps en temps, sur un fond éclairé. L'agglutination se manifeste en une ou deux minutes, par de fins amas de consistance solide apparaissant très nettement *au sein du liquide complètement éclairci.*

6° Pour contrôle, on peut faire les premiers examens avec le sérum IV.

C) Lots de donneurs. — En temps de guerre, dans les formations chirurgicales importantes et dans les Centres hospitaliers, il sera très utile d'avoir à sa disposition un certain nombre de donneurs, dont le groupe sanguin aura été établi à l'avance par la réaction d'agglutination. En temps de paix, il serait nécessaire qu'il en fût de même dans les grands hôpitaux et dans les maternités.

Voici la règle de conduite adoptée, à ce point de vue, par le Service de Santé américain, à partir de la fin de 1917. Roger Lée a pu, en suivant ces règles, effectuer de nombreuses transfusions sans observer aucun accident.

1° Tous les individus susceptibles d'être pris comme donneurs y compris le personnel médical (médecins, infirmiers, infirmières, etc...) étaient examinés et classés par groupes.

2° Ils devaient, bien entendu, être indemnes de toute affection contagieuse, surtout de syphilis et de malaria.

3° Une liste par groupes, tenue à jour, était affichée près de la salle d'opérations ; de plus, pour éviter toute erreur, chaque individu examiné est porteur d'une plaque métallique perforée semblable à la plaque d'identité réglementaire, portant mention du groupe.

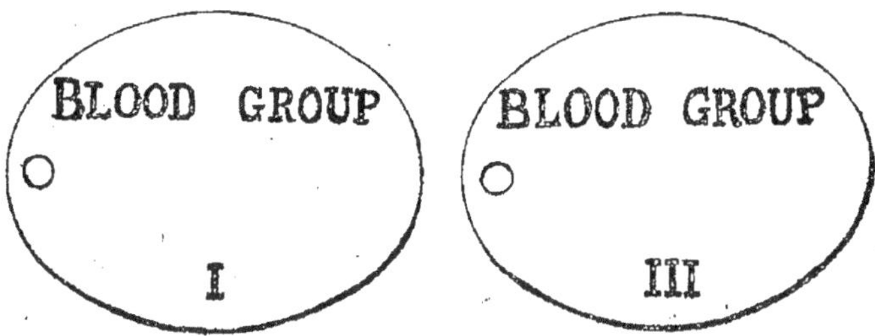

Dans nos formations, on pourra obtenir pratiquement le même résultat en gravant avec la pointe d'un couteau le chiffre du groupe, sur la plaque d'identité réglementaire de l'homme examiné.

Il sera facile dès lors, lorsqu'une transfusion sera décidée, de s'adresser, d'après certaines conditions que nous allons exposer, à un donneur d'un groupe convenable.

Cette façon de faire évitera, on le voit, de retarder l'opération par l'examen extemporané du donneur.

Remarque. — On s'abstient, *sauf nécessité absolue*, de choisir le donneur parmi le personnel médical, à cause de la légère incapacité de travail qui suit la perte de 6 à 700 cc. de sang, et qui peut être préjudiciable au service, surtout en cas de fonctionnement intensif.

D) CHOIX DU DONNEUR. — L'indication de la transfusion étant posée, et les listes de donneurs étant établies à l'avance, dans quel groupe le chirurgien doit-il choisir le donneur?

1° La première condition d'appréciation est évidemment d'établir le groupe sanguin du récepteur. C'est le seul examen à faire avant la transfusion, examen très rapide, nous l'avons vu, ne demandant que quelques minutes au plus. On conviendra que c'est un minimum de retard apporté à l'opération.

2° Le groupe sanguin du futur patient transfusé une fois connu, il suffit de rechercher sur le tableau ci-dessous le groupe de donneurs convenable. Ce sont ceux marqués du signe O.

	DONNEUR			
	GROUPE I	GROUPE II	GROUPE III	GROUPE IV
				(Donneurs universels)
Groupe I { récepteurs universels.	O	O	O	O
Groupe II............	+	O	+	O
Groupe III..........	+	+	O	O
Groupe IV	+	+	+	O

(RÉCEPTEUR)

On remarquera que les *récepteurs du groupe I* peuvent s'accommoder de tous les sangs. Ce sont des *récepteurs universels*, suivant la terminologie américaine.

De même les donneurs du groupe IV peuvent fournir leur sang à n'importe quelle transfusion. Ce sont les *donneurs universels*. De sorte que si l'on a à sa disposition un donneur appartenant au groupe IV, en cas d'urgence, on pratiquera la transfusion sans avoir à rechercher à quel groupe appartient le récepteur.

Ces deux remarques permettent d'édicter la règle suivante, applicable à tous les cas et facile à retenir.

RÈGLE GÉNÉRALE. — Si le récepteur appartient au groupe I, tous les donneurs sont bons.

Si le récepteur appartient à un autre groupe, le donneur devra être choisi soit dans le même groupe, soit dans le groupe IV (donneurs universels).

E) TECHNIQUE SIMPLIFIÉE APPLICABLE DANS LE CAS OU L'ON EST PRIVÉ DE SÉRUM II ET III. — La technique de Beth Vincent présente l'avantage de ne nécessiter ni centrifugeuse ni étuve et de permettre la recherche de l'agglutination en quelques minutes. C'est donc la méthode idéale en cas d'urgence, et par conséquent en temps de guerre. C'est la méthode qu'il y a lieu de généraliser dans les hôpitaux et les maternités.

Mais la condition *sine qua non* réside dans la

possession d'un échantillon des sérums II et III. Comme on ne pourra pas toujours se procurer d'urgence ces sérums, il serait avantageux de dosséder une technique permettant de s'en passer, tout en conservant la simplicité de la méthode de Beth Vincent.

En nous plaçant au point de vue de la pratique civile où l'urgence n'est pas toujours absolue (surtout dans les transfusions d'ordre médical), nous avons fait une série de recherches dans notre service sur les sangs de nos malades, dans le but de réaliser une épreuve « directe » d'isoagglutination entre le sérum du futur récepteur et les globules rouges des futurs donneurs. Voici comment on peut, croyons-nous, utiliser la technique de Beth Vincent, si l'on ne possède pas de sérum II et III.

Matériel nécessaire. — Il faut : 1° des aiguilles à ponction veineuse (11/10 de mm. de diamètre intérieur); 2° une seringue en verre de 5 ou 10 cm3; 3° des tubes à essai qu'on peut parfaitement remplacer par des fragments de tubes ayant contenu des catguts; 4° des lames porte-objet.

Technique de l'épreuve. Il faut prélever le sang non par des ventouses scarifiées, car la chaleur laque le sang, mais par ponction veineuse. De plus, il faut s'assurer que la seringue et le tube dans lequel on versera le sang sont bien secs, car il suffit de quelques gouttes d'eau pour hémolyser des globules rouges (surtout chez les malades dont la résistance globulaire est diminuée) et le sérum obtenu est laqué, ce qui gêne l'observateur.

On prélève au futur récepteur quelques centimètres cubes de sang par ponction veineuse et on verse le sang dans un tube bien sec.

Il suffit d'un tube long de 3 à 4 cm. La coagulation demande un temps variable, de 30 à 50 minutes, mais le sérum n'est pas utilisable immédiatement, car il demeure rosé pendant 10 minutes environ. Il faudra donc attendre environ 50 minutes en tout pour obtenir du sérum transparent. Une manœuvre permet de hâter la séparation du sérum : elle consiste à séparer au bout d'un quart d'heure le caillot du verre qu'il contient, en glissant très doucement une aiguille entre le caillot et la paroi du tube. Immédiatement le sérum recouvre le caillot et il est possible d'en aspirer la quantité nécessaire.

Prélèvement du sérum. Dans une seringue de verre de 2 ou de 5 cc., on aspire du citrate de soude à 10 p. 100 (la solution qui sert à citrater le sang dans la transfusion), et on fait mouvoir le piston pour bien mouiller la seringue avec le liquide qu'on rejette. On aspire alors le sérum qui, au contact du citrate, acquiert des propriétés anticoagulantes.

Deux gouttes de ce sérum sont déposées sur une série de lames porte-objets, bien sèches. On va rechercher quelles sont les personnes disposées à donner du sang dont les globules rouges sont agglutinés par le sérum ainsi obtenu.

Prélèvement et mélange du sang des futurs donneurs. Sans perdre de temps on prélève en piquant le doigt des donneurs avec une épingle anglaise redressée, flambée et refroidie au préalable, une goutte de sang qui est transportée sur l'aiguille et mélangée à la goutte de sérum. Il faut faire un mélange rapide et parfait (la goutte de sang doit être homogénéisée) et ne plus y revenir. Ceci fait, on observe ce qui se passe dans le mélange.

a) *Cas où il n'y a pas agglutination*. La goutte de mélange garde une coloration rousse et apparaît comme une suspension parfaitement homogène de particules pulvérulentes. Au bout de quelques minutes, la goutte sèche de la périphérie au centre qui demeure plus coloré, mais l'homogénéité persiste.

Quelques instants après, des craquelures très visibles se produisent dans le sérum, sans que l'homogénéité disparaisse.

b) *Cas où il y a agglutination*. Quand celle-ci se produit, elle est presque immédiate. Elle se manifeste par l'apparition de petits amas très nets, très distincts, de volume relativement considérable, flottant dans le sérum qui reste incolore. On a l'impression que donneraient de petits fragments de brique pilée en suspension dans de l'eau très limpide.

Quand la goutte sèche, elle conserve ce même aspect et les craquelures qui se manifestent sont peu visibles, parce que le sérum est demeuré incolore. Ce sont des craquelures claires sur fond clair.

Cette épreuve ne nécessite qu'une heure : elle nous paraît susceptible de donner une sécurité suffisante, lorsqu'on ne possède pas de sérum II et III, pour pratiquer l'épreuve de Beth Vincent et lorsqu'on est éloigné de tout laboratoire.

Comme elle est destinée seulement à des praticiens qui n'ont pas le loisir de faire de longues recherches et ont perdu l'habitude de

certaines manipulations de laboratoire, nous
l'avons décrite en détail, afin qu'elle puisse
être répétée partout. On nous excusera d'avoir
décrit si minutieusement une pratique qui
fait partie des réflexes des hommes de laboratoire.

En somme, bien que les dangers de l'agglutination et de l'hémolyse soient relativement
peu à craindre (dans 2 p. 100 des cas, dit Rièux),
on voit qu'il est possible de les éviter complètement en faisant l'une des épreuves précé-
dentes.

A CONSULTER :

Boogs, Cannon, Crile, Hussly, Lee, Moos, Vincent. —
Rapport sur la transfusion du sang pour blessures
récentes dans l'armée des Etats-Unis. *Publiée par la
Croix-Rouge Américaine*, mai 1918.

Finney. *Rapport à la IV° Conférence chirurgicale interalliée*, mars 1918.

Giraud. Les groupes sanguins. *Presse Médicale*, 16 jan-
vier 1919.

Govaerts. *Rapport à la IVe Conférence chirurgicale interalliée*, mars 1918.

Guillot, Dehelly, Morel. *La transfusion du sang*,
Paris 1917, Maloine, éditeur.

Lee Roger. Détermination des groupes du sang. *British
Med. Journal*, 24 novembre 1917.

Rieux. Etat actuel de la transfusion du sang d'après la
IVe session de la Conférence chirurgicale interalliée.
Paris Médical, 4 mai 1918.

Tuffier. *Rapport à la IVe Conférence chirurgicale interalliée*, mars 1918.

Vincent Beth. Epreuve macroscopique rapide des groupes
de sangs et sa valeur dans le choix des donneurs. *The
Journ. of the Amer. Med. Assoc.*, 27 avril 1918, vol. 70,
p. 1219.

Paris. — Imprimerie Levé, 17, rue Cassette.